ANALYSE

DES

SOURCES DU LAC, DES ROSES ET DU NORD

A ENGHIEN

PAR

M. O. REVEIL

Professeur agrégé à la Faculté de médecine et à l'École de pharmacie,
Membre de la Société d'hydrologie médicale de Paris, etc., etc.

Extrait des Annales de la Société d'hydrologie médicale de Paris.

PARIS

GERMER BAILLIÈRE LIBRAIRE-ÉDITEUR

17, RUE DE L'ÉCOLE-DE-MÉDECINE

1865

Extrait des Annales de la Société d'hydrologie médicale de Paris,
Tome XI.

ANALYSE

DES

SOURCES DU LAC, DES ROSES ET DU NORD

A ENGHIEN

PAR

M. REVEIL

Professeur agrégé à la Faculté de médecine et à l'École de pharmacie,
Membre de la Société d'hydrologie médicale de Paris, etc., etc.

Trois nouvelles sources viennent de s'ajouter à celles déjà si nombreuses d'Enghien-les-Bains; les eaux qu'elles fournissent ont très-certainement une même origine géologique, et on ne sera pas surpris de trouver entre elles et celles qui ont déjà été examinées la plus grande similitude de composition et de propriétés.

La première de ces sources jaillit au milieu du lac dont elle a pris le nom, elle a été parfaitement captée, et l'eau qu'elle fournit en abondance se rend dans le réservoir de la pêcherie située dans le jardin de l'établissement.

La seconde, qui a reçu le nom de source des Roses, pour rappeler sans doute qu'elle coule au milieu d'un jardin planté

de ces belles fleurs, sourd à quelques mètres de l'établissement et près de la chaussée qui sépare celui-ci du lac.

Enfin la troisième, la source Lévy, ou du Nord, est située
à environ cinq cents mètres de l'établissement à gauche et
sur le bord de la route qui y conduit.

L'eau des trois sources soumises à mon examen possède
toutes les propriétés physiques et chimiques assignées par
MM. de Puisaye et Leconte aux autres sources sulfurées
d'Enghien. Leur limpidité parfaite, la teinte jaunâtre qu'elles
acquièrent lorsqu'on les expose au contact de l'air et que
les auteurs que nous venons de nommer ont attribuée à
une matière organique, leur odeur sulfurée très-prononcée,
leur saveur douce, fade, peu alcaline et peu persistante
les distinguent des eaux sulfurées sodiques chaudes.

La densité de l'eau des trois sources est un peu supé-
rieure à celle de l'eau distillée ; nous n'y avons pas constaté
la variabilité qui a été signalée, et les chiffres représentant
le poids spécifique, diffèrent trop peu les uns des autres
pour que nous ayons cru devoir en tenir compte. Les déter-
minations de densité ont été faites à la température de
+ 10 degrés, et par la méthode du flacon. Voici quels ont
été les résultats obtenus :

Source du Lac	1,00135
Source des Roses	1,00143
Source du Nord	1,00119

La température des eaux d'Enghien varie entre 10 et
14 degrés centigrades ; 12 degrés est le chiffre qui nous a
paru être le plus constant.

La lumière et l'air paraissent exercer sur les eaux
d'Enghien une influence fâcheuse, sur laquelle nous aurons
l'occasion de revenir.

La détermina en du principe sulfuré a été faite auprès

des sources, les 26 avril, 7 et 12 mai 1864. Nous avons pris le chiffre représentant le degré sulfurométrique le plus élevé, obtenu dans nos expériences. L'eau étant puisée à la source et mesurée dans un flacon de la contenance d'un quart de litre, a été mélangée avec de l'eau d'amidon dans un flacon d'un demi-litre, puis à l'aide du tube gradué, ou sulfuromètre (1), et de la liqueur iodée de M. Filhol, nous avons procédé au dosage du principe sulfuré; cette liqueur est ainsi préparée :

Iode pur fondu......................... 10 grammes.
Iodure de potassium bien neutre....... 12,5
Eau distillée......................... q. s.

Pour obtenir un litre de liquide à la température de + 15 degrés, cette liqueur est moitié plus faible que celle qui a été formulée par Dupasquier, il faut par conséquent deux degrés sulfurométriques pour correspondre à 0,001 d'iode; nous avons dit ailleurs (2) pourquoi nous préférions l'emploi d'une liqueur étendue ; pour ramener le titre au litre, il suffit lorsqu'on opère sur 250 centigrammes de multiplier par deux le chiffre obtenu, on a ainsi le degré sulfurométrique réel de Dupasquier rapporté au litre.

Les recherches intéressantes de M. Filhol ont fait voir que dans la sulfurométrie l'iode était absorbé par des substances diverses, savoir : par les sulfures alcalins et par l'acide sulfhydrique, 2° par les carbonates et silicates alcalins, 3° par les hyposulfites. J'ai fait voir dans mon travail

(1) Cette méthode de détermination du soufre désigné par son auteur, M. Dupasquie, sous le nom de *sulfhydrométrie*, est mieux nommée *sulfurométrie*, puisqu'elle sert à déterminer le soufre et non l'acide sulfhydrique.

(2) *Analyse sulfurométrique des sources de Cauterets.* Paris, 1860, p. 22.

sur les eaux de Cauterets que certaines matières organiques azotées pouvaient également absorber l'iode, de sorte que lorsqu'on fait l'analyse sulfurométrique de l'eau d'Enghien, il ne faut pas prendre le degré obtenu comme étant le titre réel, il faut encore, selon les indications de M. Filhol, enlever à l'eau les silicates et les carbonates alcalins, puis évaluer la proportion d'iode absorbé par les hyposulfites pour obtenir le titre réel. Je crois qu'il n'y a pas à se préoccuper, dans ce cas, de la présence de la matière organique, qui, par sa nature plutôt ulmique que protéique, ne me paraît pas susceptible d'absorber de l'iode. Pour déterminer le soufre, nous avons par conséquent pris le degré sulfurométrique de chaque source au griffon, en opérant : 1° sur l'eau pure ; 2° sur l'eau additionnée de chlorure de baryum, pour enlever les silicates et les carbonates ; 3° sur l'eau additionnée à la fois de chlorure de baryum et d'acétate de zinc dans le but de désulfurer l'eau, de sorte qu'il ne reste que les hyposulfites tenus en solution; il en résulte qu'en défalquant les derniers chiffres obtenus du second, on aura le titre réel. Voici quels ont été les résultats fournis :

	Lac.	Roses.	Nord.
Eau pure	92,00	76,25	76,8
Eau traitée par le chlorure de baryum	92,00	76,40	76,6
Eau pure traitée par le chlorure de baryum et l'acétate de zinc	3,40	9,90	7,2
Titres réels	88,60	72,20	69,4

Ces chiffres correspondent aux quantités suivantes d'hydrogène sulfuré, en poids et en volume.

	Acide sulfhydrique en poids.	Acide sulfhydrique en volume.
Source du Lac, 88°,60 correspondent à...	0,059918	38cc,73257
Sources des Roses, 72°,20 correspondent à	0,048830	31cc,5631
Source du Nord, 69°,4, correspondent à..	0,046930	30cc,339057

Les mêmes eaux mises en bouteilles neuves et lavées à l'eau minérale elle-même, et parfaitement bouchées, ont été soumises à une analyse complète; nous aurons à nous occuper plus loin des variations de degré sulfurométrique que peuvent présenter les eaux d'Enghien dans diverses circonstances.

Il est inutile d'indiquer la marche suivie pour l'analyse qualitative; en donnant les procédés de dosage, nous verrons comment on arrive à trouver les différents corps que ces eaux contiennent.

Pour chacune des trois sources, nous avons évaporé lentement, à trois reprises différentes, trois litres d'eau sur une lampe à alcool, dans des capsules de porcelaine, de la capacité de deux litres environ. Nous verrons plus loin que ces eaux contiennent une quantité notable de matière organique, par l'évaporation; à cause de cette circonstance, il se fait des incrustations sur les parois de la capsule. Nous avons pris la précaution de bien gratter pour détacher jusqu'aux plus petites parcelles, puis nous avons lavé à l'eau distillée pure; l'évaporation a été terminée dans des capsules de platine, et le résidu séché lentement a été chauffé à la température de 120 à 125 degrés. Comme moyenne des trois évaporations effectuées pour chaque source, nous avons obtenu les chiffres suivants ramenés au tiers pour avoir le poids correspondant à un litre :

	Lac.	Roses.	Nord.
Résidu pour un litre séché à 120 degrés.	0,8905	0,8710	0,8770

Chacun de ces résidus a été ensuite calciné à la flamme de la lampe à alcool ordinaire, à cette température les carbonates ne se sont pas décomposés; nous avons pris la précaution d'ajouter après la calcination un peu de carbonate d'ammoniaque, et d'en chasser l'excès par une

chaleur modérée; les poids des résidus précédents se sont
réduits à :

	Lac.	Roses.	Nord.
	0,7375	0,7658	0,7182

La perte du poids est due à la matière organique, nous
nous sommes assuré qu'elle était azotée ou que du moins
une portion de cette matière contenait de l'azote, en chauffant un peu de ce résidu dans un tube fermé avec de la
chaux sodée. Faisant la différence, on obtient les chiffres
suivants :

	Lac.	Roses.	Nord.
Matière organique...	0,1530	0,1052	0,1588

Un procédé de dosage regardé comme plus exact et qui
peut apprendre quelque chose sur la nature de la matière
organique, c'est celui qu'a indiqué M. Péligot; ce procédé
fort long n'est pas susceptible d'une plus grande exactitude :
on peut s'assurer de l'abondance de la matière organique
dans les eaux d'Enghien en les additionnant de perchlorure
de fer. Au bout de quelques heures il s'est formé un précipité abondant, caséeux, et qui renferme la totalité de cette
substance unie à l'oxyde de fer.

Voici les faits observés : lorsqu'on fait évaporer les eaux
d'Enghien, les trois sources perdent tout leur hydrogène
sulfuré; lorsqu'on les chauffe pendant une heure environ à la
température de 70 à 80 degrés avant la disparition complète
de ce gaz, on voit se précipiter et nager dans l'eau une matière noire, brunâtre, floconneuse en très-petite quantité ; si
l'on recueille une portion et qu'on la chauffe jusqu'à calcination, elle disparaît complétement. Cette substance nous a
paru azotée, et sa précipation tient bien certainement à la
disparation de l'hydrogène sulfuré, avec lequel elle doit
former une combinaison peu stable. Lorsque l'évaporation

des eaux est faite tranquillement, il se forme à la surface une infinité de croûtes cristallisées, composées en grande partie de carbonate de chaux, retenant du soufre dont on constate la présence en dissolvant les cristaux dans l'eau acidulée; ce sel calcaire retient aussi un peu d'hydrogène sulfuré. Nous ferons remarquer que jamais, dans les eaux non sulfurées renfermant de la chaux à l'état de bicarbonate, ce sel ne vient ainsi à la surface, affectant la forme d'écailles. Ajoutons enfin qu'un peu de soufre libre restant dans le résidu de l'évaporation des eaux, il en résulte une légère erreur dans la détermination de la matière organique par calcination au contact de l'air : car, dans cette circonstance, il est évident que le soufre libre se volatise ou s'oxyde à l'état de gaz acide sulfureux.

Le résidu calciné a été traité avec précaution par l'acide chlorhydrique, on a évaporé et calciné de nouveau ; par cette calcination la silice devient insoluble, les carbonates sont transformés en chlorures.

La différence de poids a servi à calculer l'acide carbonique combiné ; la différence dans les équivalents des chlorures et des carbonates permet de calculer facilement en tenant compte de cette différence des poids : tout calcul fait et en prenant le tiers des chiffres obtenus pour les rapporter au litre, nous avons trouvé pour l'acide carbonique combiné les chiffres suivants :

	Lac.	Roses.	Nord.
Acide carbonique combiné pour un litre.	0,1329	0,1200	0,1514

Le résidu a été repris par l'eau acidulée par l'acide chlorhydrique, on a séparé par le filtre; lavé et calciné, le corps devenu insoluble est formé en grande partie de silice; fondu avec de la potasse et repris par l'eau, il est resté un corps insoluble qu'on a pu constater être du sulfate de baryte, ce qu'a démontré la calcination au charbon. Voici quels ont été les chiffres trouvés :

	Lac.	Roses.	Nord.
Silice pour trois litres	0,156	0,1449	0,1839
Sulfate de baryte pour trois litres	0,0009	0,0006	0,0003

Il est très-probable que ce sulfate de baryte trouvé dans les résidus de l'évaporation résulte de l'oxydation d'une petite quantité de sulfure de baryum naturellement contenu dans l'eau.

La liqueur filtrée à laquelle on a réuni les eaux de lavage a été mise à bouillir ensuite additionnée d'ammoniaque ; il s'est produit un précipité floconneux qu'on a séparé. Ce précipité calciné était presque entièrement formé d'alumine colorée par un peu de fer et mélangée de traces de phosphate ammoniaco-magnésien. La présence du fer a été constatée, en reprenant le résidu par l'acide azotique, et au moyen du sulfo-cyanure de potassium ; la présence de l'acide phosphorique a été vérifiée au moyen du molybdate d'ammoniaque. Sous l'influence de l'ébullition le premier réactif a donné une coloration rouge de sang très-marquée, le second une coloration jaune.

Le fer doit se trouver, vu l'abondance de la matière organique, en combinaison avec elle ; voici les poids des précipités d'alumine :

	Lac.	Roses.	Nord.
Alumine pour trois litres	0,0198	0,0129	0,0214

Les liqueurs débarrassées de l'alumine, des traces de fer et des phosphates au moyen de l'ammoniaque, ont été précipitées par de l'oxalate d'ammoniaque ; on a produit ce précipité dans des liqueurs chaudes, et on l'a laissé se former pendant plusieurs heures, en ayant la précaution pour avoir une précipitation complète de la chaux, d'ajouter quelques cristaux d'oxalate d'ammoniaque ; le précipité d'oxalate de chaux a été recueilli sur un filtre, calciné à la lampe à alcool et pesé ainsi à l'état de carbonate ; pour s'assurer que le carbonate de chaux n'avait pas été décomposé, l'un deux a été transformé en sulfate en évitant les projections, le poids du sulfate de chaux obtenu correspondait parfaitement à celui du carbonate. Voici les poids des précipités obtenus :

	Lac.	Roses.	Nord.
Carbonate de chaux pour trois litres....	1,5123	1,5809	1,4378
Correspondant aux quantités de chaux suivantes, pour trois litres...........	0,8469	0,8854	0,8052

Les liqueurs réunies aux eaux de lavage ont été évaporées et réduites à un plus petit volume en présence du chlorhydrate d'ammoniaque, elles ont été précipitées par le phosphate de soude et d'ammoniaque, le phosphate ammoniaco-magnésien formé, a été recueilli après vingt-quatre heures environ, séché, et transformé par calcination en pyrophosphate de magnésie.

Les poids des précipités obtenus sont les suivants :

	Lac.	Roses.	Nord.
Pyrophosphate de magnésie pour trois litres........................	0,2933	0,3033	0,2880
Ces nombres correspondent aux poids suivants de magnésie...............	0,1057	0,1093	0,1038

Les liqueurs furent ensuite portées à l'ébullition pour chasser l'ammoniaque, on les acidula par l'acide chorhydrique, et on les précipita par le chlorure de baryum. Les précipités de sulfate de baryte lavés et calcinés pesaient :

	Lac.	Roses.	Nord.
Sulfate de baryte pour trois litres......	1,9156	2,2056	1,3622
Ces nombres correspondent aux quantités suivantes d'acide sulfurique, pour trois litres.............................	0,6508	0,7563	0,4678

Les liqueurs réunies ont été évaporées et calcinées pour chasser le chorhydrate d'ammoniaque, on a repris par l'eau et ajouté du carbonate d'ammoniaque pour chasser l'excès du chlorure de baryum, on a évaporé et calciné de nouveau pour chasser les sels ammoniacaux volatils, le résidu blanc renfermant les alcalis à l'état de chlorures a été pesé ; on a trouvé :

	Lac.	Roses.	Nord.
Chlorures alcalins pour les trois litres...	0,0292	0,0154	0,0133

On a repris ce résidu par l'eau, ajouté de l'alcool et précipité par le chlorure de platine; on produit ainsi un chlorure double de platine et de potassium insoluble. Ce précipité a été séparé, séché, et pesé ; on a chassé l'excès de réactif par le chlorhydrate d'ammoniaque et calciné, très-fortement, le résidu repris par l'eau et séparé du platine métallique résultant de la décomposition du chlorure double de platine et d'ammoniaque ; le liquide évaporé a été séché et pesé ; on a obtenu :

	Lac.	Roses.	Nord.
Chlorure de sodium pour trois litres....	0,0100	0,0040	0,0033

On peut, d'après le poids du platine métallique obtenu, calculer la proportion de potassium nécessaire à la constitution du chlorure double et trouver ainsi le poids de la potasse et du chlorure de sodium. On trouve les nombres suivants en potasse et en soude :

		Lac.	Roses.	Nord.
Pour trois litres :	Potasse............	0,0363	0,0217	0,0188
	Soude............	0,0159	0,0064	0,0057

Ayant trempé un fil métallique dans la solution de chlorure de sodium, et l'ayant placé dans la flamme de l'alcool, il y a eu coloration jaune, bien bordée de rouge et de vert, semblant annoncer d'un côté la présence de la lithine, de l'autre celle de l'acide borique, qu'aucune des opérations précédentes n'a pu séparer.

Un demi-litre de l'eau de chacune des trois sources a été mis à bouillir dans un ballon communiquant avec un flacon contenant une solution de potasse pour absorber l'acide carbonique des carbonates de potasse. L'acide carbonique a été évalué en évaporant à siccité, chauffant à 120 degrés, pesant, décomposant par l'acide chlorhydrique et pesant de nouveau. En rapportant à un litre les quantités d'acide carbonique ainsi évaluées, nous avons trouvé :

	Lac.	Roses.	Nord.
Acide carbonique libre pour un litre....	0,1463	0,1387	0,1622

En chassant, par le même procédé, l'hydrogène sulfuré et recevant le gaz dans une solution de permanganate de potasse qui transforme l'hydrogène sulfuré en acide sulfurique, dosant celui-ci à l'état de sulfate de baryte et calculant l'hydrogène sulfuré, nous avons trouvé les nombres suivants :

	Lac.	Roses.	Nord.
Hydrogène sulfuré pour un litre.......	0,0546	0,04058	0,0622

Le même hydrogène sulfuré évalué par la sulfurométrie sur les eaux transportées dans notre laboratoire, nous avons obtenu des chiffres différents, qui démontrent toutefois que la plus grande partie de l'hydrogène sulfuré se dégage lorsqu'on soumet les eaux d'Enghien à l'ébullition.

Nous n'adopterons pour notre analyse aucun des deux chiffres obtenus pour l'hydrogène sulfuré ; d'abord parce que ces deux dernières expériences ont été faites sur des eaux transportées et qu'il vaut mieux pour ce dosage opérer sur les sources comme nous l'avons fait, ensuite parce que l'une d'elles, celle du Nord, présente une singulière anomalie déjà signalée plusieurs fois par quelques auteurs et sur laquelle nous aurons l'occasion de revenir. Nous voulons parler de l'augmentation du degré sulfurométrique observé sur l'eau transportée.

Lorsqu'on chauffe l'eau des trois sources, on constate un dégagement de gaz ayant les propriétés négatives de l'azote, mais que nous n'avons pas dosé.

Les trois sources renferment des traces de chlorures seulement.

A côté du fer les nouvelles sources d'Enghien renferment des traces de manganèse; en effet, le précipité d'alumine et de fer dissous dans l'acide chlorhydrique et additionné d'ammoniaque avec précaution, prend une coloration rose particulière qui disparaît par un excès d'alcali.

La présence de l'iode et de l'arsenic a pris, dans les derniers temps, une importance réelle dans les eaux minérales, quoique ces corps y existent, en général, en des proportions extrêmement faibles. Nous avons profité de l'occasion que nous nous étions procurée, en faisant évaporer en présence de la potasse pure trois cents litres d'eau d'Enghien, mélange, en proportions égales, des sources du Lac, des Roses et du Nord. Cette évaporation avait été pratiquée avec les plus grands soins dans le but principal de rechercher dans les résidus la présence du lithium, du cæsium et du rubidium, à l'aide de la méthode si précise et si féconde de MM. Bunzen et Kirchkoff. Nous indiquerons bientôt le résultat de cette investigation.

Pour rechercher l'iode, nous avons épuisé par l'alcool bouillant et concentré, cent grammes environ du résidu résultant de l'évaporation de trois cents litres d'eau au con-

tact de la potasse ; la solution alcoolique fut évaporée à
siccité et calcinée à blanc ; le résidu repris par l'alcool fut
épuisé par la liqueur, et la solution alcoolique, après filtra-
tion, fut évaporée à une douce chaleur et à siccité, une portion de ce résidu mêlé avec un peu d'empois d'amidon et
additionné d'acide azotique azoteux jusqu'à acidité bien
nette. Nous avons obtenu ainsi une belle coloration bleue
indiquant la présence d'une proportion notable quoique
indosable d'iode.

Cinquante grammes environ du même résidu de l'évaporation de trois cents litres d'eau d'Enghein ont été traités
par vingt grammes d'acide sulfurique monohydraté pur et
carbonisés par cet acide, en ayant le soin d'ajouter à la
fin quelques gouttes d'acide azotique. Après avoir chauffé
pour chasser l'excès de ce dernier acide, nous avons fait
bouillir à deux reprises avec de l'eau distillée, réuni les
liqueurs, concentré et introduit le liquide dans un appareil
de Marsch fonctionnant à blanc depuis vingt minutes.
Nous avons obtenu ainsi un anneau arsenical très-faible,
qui s'est formé en avant du point chauffé, plus six taches
arsenicales pâles, fauves, volatiles et parfaitement carac-
térisées.

Nous avons déjà dit que l'analyse chimique avait décelé
dans l'eau d'Enghien la présence de traces de lithine, et que,
pour notre compte, nous attachions une grande importance
à cette découverte, parce que nous croyons que la lithine
est au nombre des corps qui, à dose très-faible, exercent
une action très-marquée sur l'économie animale ; mais
comme nous n'avons pas pu isoler la lithine et que nous
avons conclu sa présence par la coloration de la flamme de
l'alcool, nous avons voulu examiner le résidu de l'évaporation des trois cents litres d'eau.

Cet examen nous a permis de constater parfaitement la

présence de la raie en B et de la raie jaune B près de D.
Nous avons fait des efforts infructueux pour constater la
présence du rubidium et du cæsium. Il nous reste mainte-
nant à exposer les résultats des analyses des trois sources
et à combiner leurs éléments dans l'ordre de leur affinité.

Pour nous résumer, les trois nouvelles sources d'Enghien
renferment les corps suivants :

Pour un litre.	Source du Lac.	S. des Roses.	S. du Nord.
Matière organique azotée.....	0.1530	0,1052	0,1588
Silice.................	0,0520	0,0483	0,0613
Chaux.................	0,2823	0,2951	0,2684
Magnésie...............	0,0352	0,0364	0,0346
Sulfate de baryte.........	0,0003	0,0002	0,0001
Alumine	0,0066	0,0043	0,0071
Fer.................	traces	traces	traces
Manganèse..............	—	—	—
Arsenic................	—	—	—
Iode..................	—	—	—
Potasse................	0,0421	0,0072	0,0063
Soude.................	0,0053	0,0021	0,0019
Lithine................	traces	traces	traces
Acide sulfurique..........	0,2169	0,2521	0,1557
Acide carbonique combiné...	0,1329	0,1200	0,1514
Acide carbonique libre des bi-carbonates............	0,1463	0,1387	0,1432
Acide borique	traces	traces	traces
Acide chlorhydrique........	—	—	—
Acide phosphorique........	—	—	—
Acide sulfhydrique........	0.059918	0,04883	0,046930
Azote.................	traces	traces	traces

Nous proposons de grouper ainsi ces différents corps
pour un litre :

	Lac.	Roses.	Nord.
Résidu séché à 120 degrés...	0,8905	0,8710	0,8770
Matière organique..........	»	»	»

	Lac.	Roses.	Nord.
Matière azotée	0,1550	0,1052	0,1588
Résidu fixe	0,7375	0,7665	0.7182
Azote	non dét.	non dét.	non dét.
Acide sulfhydrique	0,059918	0,04883	0,46950
Acide carbonique libre	0,1463	0,1387	0,1632
Sulfate de potasse	0,022367	0,013369	0,011645
Sulfate de soude	0,012139	0,004869	0,003357
Sulfate d'alumine	0,022026	0,014350	0,023695
Sulfate de magnésie	0,070500	0,072900	0,069300
Sulfate de chaux	0,233527	0,313874	0,130924
Chlorures alcalins	traces	traces	traces
Silicate de magnésie	0,024929	0,023200	0,029396
Silicate de chaux	0,056132	0,052088	0,066161
Carbonate de chaux	0,293106	0,260644	0,337887
Carbonate de magnésie	0,008549	0,010500	0,005258
Iodure de sodium	traces	traces	traces
Arséniate de soude	—	—	—
Borates			
Phosphates	—	—	—
Fer et manganèse			
Lithine			
Totaux des substances fixes.	0 743275	0,765674	0,687617

Nous ferons remarquer, à propos de ces trois sources, que
les quantités d'acide sulfurique ou de sulfates sont en raison inverse des quantités d'hydrogène sulfuré; la matière
organique est au contraire proportionnelle à la quantité de
ce gaz.

Nous avons répété avec le plus grand soin toutes les
expériences relatives à la détermination de l'état du soufre
dans les eaux d'Enghien, et, avec MM. de Puisaye et
Leconte, nous sommes resté convaincu que c'était l'hydrogène sulfuré libre qui caractérisait ces sources et leur
donnait cette odeur particulière qu'on leur connaît; mais
nous ne pensons pas que les expériences citées par M. Le-

conte, pour nier l'origine de l'hydrogène sulfuré par la
décomposition des sulfates terreux, par les matières organiques, puissent conduire à une conclusion absolue, car il
est un fait observé chaque jour, c'est que l'eau d'Arceuil additionnée d'une matière organique et renfermée dans une
bouteille, contient bientôt des traces bien évidentes de principe sulfuré. Pour notre compte, nous croyons que le gaz
sulfhydrique des sources d'Enghien est dû, comme dans
toutes les eaux analogues, à la transformation des sulfates
en sulfures, au contact des substances organiques ; et à la
décomposition du sulfure calcique formé par les matières
ulmiques acides si abondantes dans ces eaux.

Réflexions sur la composition des eaux d'Enghien.

Ce qui frappe d'abord lorsqu'on examine les eaux d'Enghien, c'est l'abondance du principe sulfuré ; mais elles ne
sont pas moins remarquables par la proportion considé-
rable de sulfate de chaux et de matières organiques qu'elles
renferment, de sorte que lors même que ces eaux ne
seraient pas sulfurées, elles n'en seraient pas moins dignes
d'intérêt.

Nous sommes bien loin de penser qu'il soit possible de
conclure aux effets physiologiques et thérapeutiques d'une
eau minérale, d'après sa richesse en sels ou d'après sa composition spéciale ; il ne faut pas nier, toutefois, que les eaux
sulfurées ne conviennent plus spécialement dans les affec-
tions qui sont avantageusement combattues par les sulfureux, que les eaux de Salies, de Kreusnach, de Salins, etc.,
ne soient plus directement indiquées dans les maladies
qui réclament l'usage des chlorures alcalins, et que les
eaux de Vichy ne doivent plus spécialement leur action
aux bicarbonates alcalins ; mais ce que nous ne pourrions

admettre, c'est que les effets produits par une eau minérale soient toujours en rapport avec leur richesse, en tel ou tel élément chimique ; il arrive souvent en effet que l'observation clinique démontre des faits que la chimie était loin de faire prévoir ; reconnaissons toutefois que le plus souvent la physiologie et la thérapeutique hydrologique sont éclairées par la chimie.

L'hydrogène sulfuré étant libre dans les eaux d'Enghien, on comprend sans peine qu'il se dégage assez rapidement ; nous sommes convaincu que la présence de ce gaz dans l'air n'est pas sans influence sur les effets observés, nous avons voulu suivre les eaux dans les différentes parties de l'établissement, nous avons cherché à nous rendre compte de la déperdition qui s'opérait pendant la durée du bain, et nous avons vu, non sans quelque surprise, qu'elle était à peu près nulle.

Le système de chauffage adopté dans l'établissement d'Enghien permet de graduer à volonté la sulfuration du bain ; veut-on avoir le principe sulfuré à son maximum, on chauffe l'eau dans la baignoire elle-même en trois minutes au moyen d'un courant de vapeur ; veut-on au contraire diminuer la richesse minérale de l'eau, on fait arriver dans une baignoire une quantité déterminée et prescrite par le médecin d'eau minérale, et on l'élève au degré de température voulu au moyen d'eau douce et chaude.

Toutes les anciennes sources d'Enghien, sauf celle de la Pêcherie, sont réunies dans un réservoir commun ; l'eau examinée dans ce réservoir a présenté les résultats suivants :

Eau pure........................	56,2	
Eau traitée par le chlorure de baryum......................	57,0	
Par le chlorure de baryum et l'acétate de zinc...................	0,5	hydrogène sulfuré.
Titre réel...................	56,5 = 0,038211 ou $2^{cc},699664$	

L'eau du réservoir de la salle d'inhalation, nous a donné :

Titre réel................... 37°,6 = 0,025429 ou 16cc,79794
La même eau poudroyée finement. 7°,6 = 0,005139 ou 5cc,68308
La même eau poudroyée grossière-
ment........................ 17°,8 = 0,014538 ou 8cc,03148

Le 7 mai 1864, un bain chauffé à la vapeur, de la durée d'une heure, a donné les résultats suivants :

Température de l'eau avant le bain. 34° centigr.
—   après le bain. 40° centigr.
Eau froide marquant à la baignoire,
avant l'arrivée de la vapeur (titre   Hydrogène sulfuré.
brut)...................... 30°,8 = 0,020830 ou 13cc,464595
Le bain chauffé à 34° marquant... 28°,6 = 0,019346 ou 13cc,502838
Après le bain (une heure)........ 26°,0 = 0,017583 ou 11cc,366227

Le 12 mai 1864, dans le cabinet n° 28, un bain a été préparé avec un mélange d'*eau ordinaire chauffée*, et d'eau sulfurée froide.

Température avant le bain........ 34° centigr.
—   après le bain..... 32° —
Degré sulfurométrique brut avant le   Hydrogène sulfuré.
bain....................... 18°,6 = 11,012578 ou 8cc,131216
Après le bain (durée, une heure) .. 17°,8 = 0,012538 ou 8cc,03148

Dans le cabinet n° 13, un bain a été préparé avec l'eau sulfurée froide que l'on a chauffée à la vapeur.

Température de l'eau avant le bain. 34° centigr.
—   après le bain. 33° —
Degré sulfurométrique avant le   Hydrogène sulfuré.
bain....................... 36°,2 = 0,024482 ou 15cc,825266

(1) Nous entendons par titre brut le degré sulfurométrique obtenu sans correction des carbonates, des silicates et des hyposulfites.

Degré sulfurométrique après le
bain.................... 36°,0 = 0,024347 ou 15cc,738834
L'eau du réservoir de la Pêcherie,
qui avait servi à alimenter le
bain, marquait............. 38°,4 = 0,025970 ou 16cc,762526

Il résulte de ces expériences, que l'eau des sources d'Enghien dans son parcours, des sources à l'établissement et du réservoir aux baignoires, perd une partie de son principe sulfuré, mais que cette déperdition est presque nulle, lorsque l'eau est conservée en masse dans une baignoire et que, contrairement à ce qui avait été dit, elle est incomplétement désulfurée, lorsqu'on pulvérise les eaux pour les inhalations. En résumé, l'eau hydro-sulfurée d'Enghien-les-Bains, au moment de son emploi, est une des plus sulfurées que l'on connaisse. Nous aurons à revenir plus tard sur quelques anomalies que présentent les eaux conservées.

Nous avons toujours pensé que ce qui distinguait essentiellement les eaux minérales des eaux potables, était la nature et la proportion des matières organiques qu'elles renfermaient; et comme ces substances sont pour la plupart inconnues dans leur origine, leur composition et leurs propriétés, nous avons déclaré l'impossibilité de la fabrication des eaux minérales artificielles. Les sources d'Enghien se font remarquer par l'abondance de cette matière, par les caractères particuliers qu'elle possède; nous croyons, en effet, qu'une portion est combinée au fer et au manganèse, et que celle qui est libre, après avoir aidé à la formation du principe sulfuré, contribue, en raison de ses propriétés acides, à rendre à celle qui est combinée, sa liberté. Si l'on prépare artificiellement une solution aqueuse de gaz sulfhydrique marquant un degré sulfurométrique égal à celui des eaux d'Enghien, elle présentera une saveur âcre, désagréable, et elle se détruira rapidement. C'est aux matières organiques qu'il faut attribuer, à notre avis, la stabilité relative des eaux d'Enghien et leur saveur fraîche et agréable à laquelle on s'habitue facilement.

Parmi les nouveaux principes dont l'analyse a démontré la présence dans les eaux d'Enghien, nous ne pouvons passer sous silence celle de l'iode et l'arsenic. Quoique ces principes existent dans ces eaux en proportions très-faibles, on ne peut nier que des corps aussi énergiques dans leurs effets doivent contribuer à l'action thérapeutique des eaux qui en renferment.

Nous en dirons de même pour la lithine, dont nous avons constaté la présence non-seulement au spectroscope, mais encore par l'analyse; cette terre alcaline, découverte par Arfwedson en 1817, n'avait reçu aucune application en thérapeutique, lorsque, en 1843, M. A. Ure (de Londres) fixa l'attention des médecins sur une observation de M. Lipowitz, par laquelle le carbonate de lithine exerce une action dissolvante très-remarquable sur l'acide urique. M. Garrod, qui a employé avec succès la lithine contre la diathèse goutteuse, a fait remarquer que cette base ayant un équivalent très-peu élevé, et, conséquemment, une grande puissance de saturation, dissout mieux les calculs, diminue les accès de goutte et les fait disparaître plus tard, et comme l'urate de lithine est extrêmement soluble, il en résulte que cette terre alcaline favorise singulièrement l'élimination des diverses concrétions uriques. Il n'est donc pas téméraire, selon nous, d'attribuer à la lithine, à l'iode et à l'arsenic une partie des bons effets que l'on retire des eaux d'Enghien.

Transport et conservation des eaux d'Enghien.

La mise en bouteilles et la conservation des eaux minérales sont une des questions qui ont le plus préoccupé les
propriétaires des sources. Aujourd'hui l'embouteillage se
pratique par des procédés tellement perfectionnés, qu'il
n'est guère possible d'y apporter d'utiles modifications; mais
une question qui mérite d'être étudiée, est celle qui est
relative à la conservation des eaux minérales et surtout à
celle des eaux sulfurées. On a dit tour à tour, en effet, que
les eaux d'Enghien, par exemple, n'éprouvaient aucun chan-
gement par leur exposition à la lumière (de Puisaye et
Lecomte), et qu'elles perdaient rapidement toute leur sulfuration par leur exposition à la lumière solaire (J. Lefort).

Les expériences que nous avons faites à cet égard nous
ont présenté de si singuliers résultats que nous croyons
devoir les consigner ici.

Le 30 janvier 1863, nous avons mélangé, dans une ter-
rine, 10 bouteilles d'eau d'Enghien; le degré sulfurométrique brut du mélange était, pour un litre, 19,25. Ce
mélange a été remis dans des bouteilles ordinaires bien
bouchées avec des bouchons neufs, et dans des flacons
de verre blanc bouchés à l'émeri et fermés de manière
qu'ils continssent le moins d'air possible; ces flacons et
ces bouteilles ont été maintenus couchés les uns à la
lumière, les autres à l'obscurité. Voici les résultats obtenus :

Degré sulfurométrique brut de l'eau mise en bou-
    teilles le 30 janvier...................... 19,2
31 janvier, eau dans verre blanc exposé à la lu-
    mière.................................. 14,2
31 janvier, eau dans verre vert à la lumière,.... 12,2

1er février, eau dans verre blanc à la lumière...   10,3
—   eau dans verre vert à la lumière....   8,2
2 février, eau dans verre blanc à la lumière....   9,6
—   eau dans verre vert, à la lumière.....   8,2
—   eau dans verre blanc, obscurité compl.   10,8
—   eau dans verre vert, obscur. complète.   12,3
4 février, eau dans verre vert, à la lumière.....   12 4

Des essais analogues faits sur les eaux sulfurées de Nabias et d'Eugénie les-Bains, ont donné des résultats analogues.

Continuons l'exposé de nos expériences, et nous verrons ensuite quelles sont les conclusions que nous pourrons en tirer.

Le 4 février 1863, des bouteilles d'eau d'Enghien ont été mélangées exactement, l'eau remise en bouteilles et celles-ci parfaitement bouchées :

Degré sulfurométrique brut de l'eau au moment du mélange   26,4
Le 7 février, eau conservée à la lumière, verre vert...   32,2 (1)
La même eau conservée en vidange, examinée le 8 févr.   12,1
La même eau conservée en vidange, examinée le 9 févr.   2,0
Le 10 février, eau conservée à la lumière, verre vert..   15,85
Le 12 —   —   —   —   ..   15,66
Le 14 —   —   —   —   ..   26,12
Le 20 —   —   —   —   ..   14,84
Le 9 mars,   —   —   —   ..   16,4
Le 11 —   —   —   —   ..   16,2
Le 12 —   —   —   —   ..   18,0

(1) Nous devons ajouter que l'augmentation du degré sulfurométrique n'a été constatée que dans cette dernière expérience, qui fut répétée deux fois. Dans les recherches faites en commun avec M. Lefort, nous n'avons jamais trouvé d'augmentation ; il est donc possible que l'élévation du degré sulfurométrique fut due dans ce cas à une matière organique accidentellement mélangée à l'eau.

Le 9 février, nous avons mélangé huit bouteilles d'eau d'Enghien, nous avons remis l'eau dans des bouteilles de couleurs diverses, elles ont été bouchées à l'émeri et tenues couchées à la lumière. Voici quels ont été les résultats obtenus :

Degré sulfurométrique brut au moment du mélange...	24,8
10 février, à la lumière, verre blanc...............	19,4
10 — à la lumière, verre bleu	19,2
La même debout, débouchée vingt-quatre heures après.	5,6
10 février, à la lumière, verre vert	18,4
La même, débouchée vingt-quatre heures après......	3,8
10 février, à la lumière, verre eau de Bussang.......	17,0
La même, débouchée vingt-quatre heures après.....	4
11 février, à la lumière, verre noir	15,6
La même, débouchée vingt-quatre heures après......	3,2
11 février, à la lumière, verre blanc...............	19,3
La même, débouchée vingt-quatre heures après, l'eau a pris une teinte rose prononcée...............	18,6
16 février, à la lumière, verre noir...............	14,2
La même, débouchée vingt-quatre heures après......	6,7
10 février, à la lumière, verre blanc...............	15,0
La même, débouchée vingt-quatre heures après.....	8,4

Nous aurions encore quelques expériences à faire connaître et qui sont relatives à l'influence de la lumière sur les eaux d'Enghien ; mais, comme elles ont été faites en commun avec M. J. Lefort, nous nous réservons de les faire connaître plus tard.

Contentons nous de dire, pour le moment, qu'il semblerait résulter des faits relatés dans les précédentes expériences :

1° Que, dans des circonstances particulières, le degré sulfurométrique des eaux d'Enghien conservées en bouteilles peut être augmenté, probablement par la transformation d'une portion de sulfate de chaux en sulfure de calcium, au moyen des matières organiques accidentellement mêlées à l'eau.

2° Que ces eaux exposées à la lumière solaire perdent une portion de leur sulfuration, et que ce n'est qu'après un temps très-long qu'elles la perdent complétement.

3° A l'obscurité, au contraire, la conservation est plus complète.

4. Dans certaines circonstances, les eaux sulfurées d'Enghien ont paru se mieux conserver dans des vases de verre blanc que dans des vases de verre vert.

Paris. — Imprimerie de E. MARTINET, rue Mignon, 2.

www.ingramcontent.com/pod-product-compliance
Lightning Source LLC
LaVergne TN
LVHW010506060726
842527LV00005B/1909